QUELQUES OBSERVATIONS

SUR

LE SERVICE MÉDICAL

EN CAMPAGNE,

par M. L. PETIT, capitaine au 95° de Ligne.

---

*Les observations qui suivent ont été présentées à l'inspection
générale de 1870. La Campagne contre la Prusse étant
venu confirmer d'une manière absolue l'utilité de la mise
en pratique des propositions qui font l'objet de ce petit
travail, l'auteur a cru n'y devoir rien changer.*

Marseille, le 6 Août 1872.

L. Petit.

SAINT-JEAN-DE-MAURIENNE
Imprimerie Vulliermet

—

1885

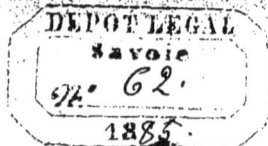

QUELQUES OBSERVATIONS

SUR

LE SERVICE MÉDICAL

EN CAMPAGNE,

par M. L. PETIT, capitaine au 95ᵉ de Ligne.

———————

Les observations qui suivent ont été présentées à l'inspection générale de 1870. La Campagne contre la Prusse étant venu confirmer d'une manière absolue l'utilité de la mise en pratique des propositions qui font l'objet de ce petit travail, l'auteur a cru n'y devoir rien changer.

Marseille, le 6 Août 1872.

L. PETIT.

SAINT-JEAN-DE-MAURIENNE
Imprimerie VULLIERMET

1885

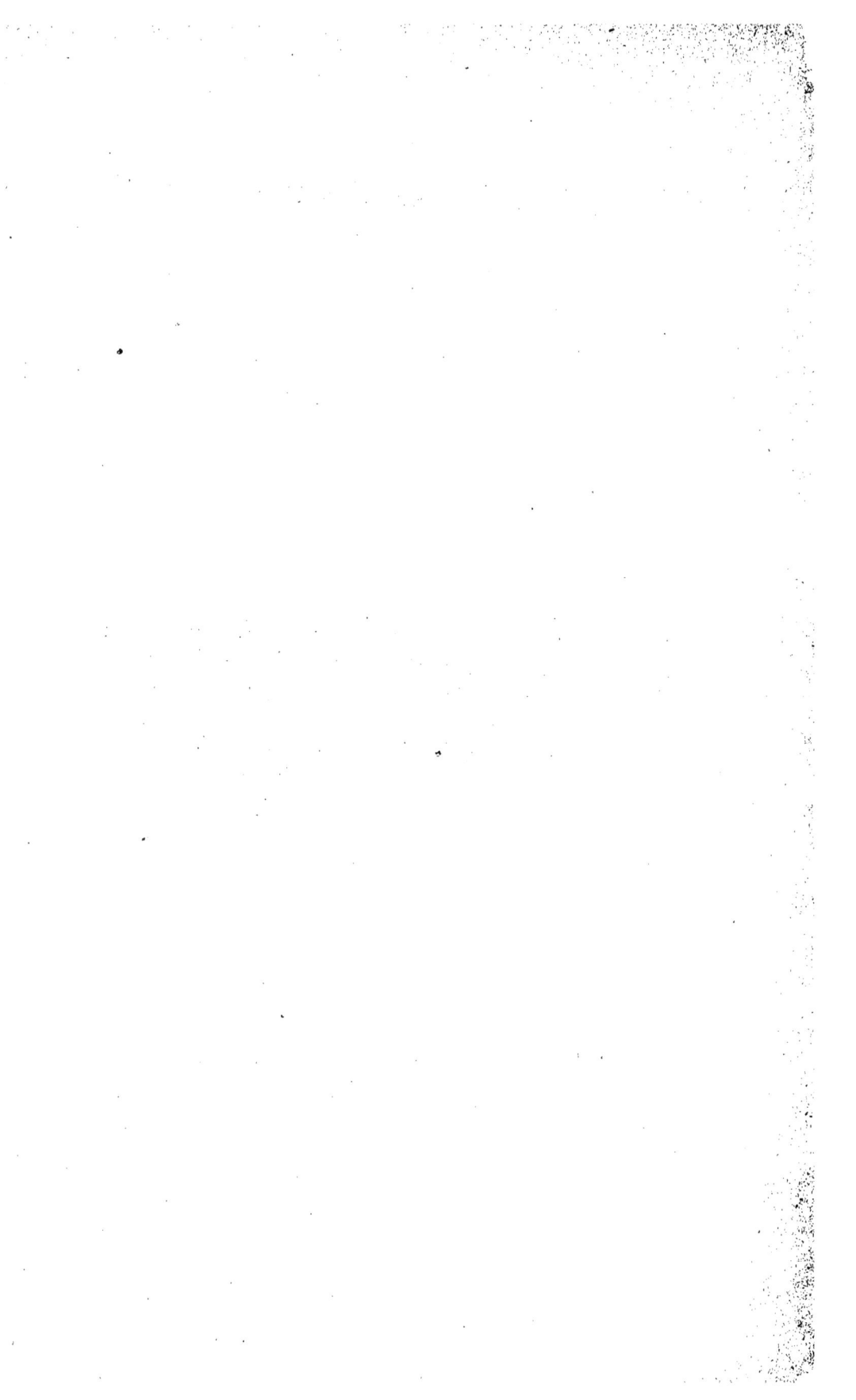

QUELQUES OBSERVATIONS

SUR

LE SERVICE MÉDICAL

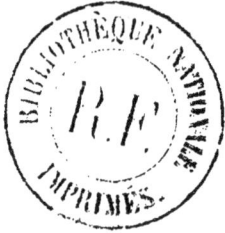

EN CAMPAGNE

Paris, le 1ᵉʳ Juin 1870.

Conformément aux ordres ministériels, depuis quelques
années on fait aux officiers beaucoup de conférences sur le
tir et depuis peu sur quelques questions militaires. En un
mot on cherche à étendre autant que possible leurs connaissances militaires, afin qu'en campagne ils soient en
tous points à la hauteur des positions ou situations dans
lesquelles ils peuvent se trouver et que le soldat ait en eux
une confiance et un dévouement qui sont toujours d'autant
plus grands que les officiers sont plus éclairés. Mais, selon
moi, dans le programme de ces conférences, il y a une la-
cune excessivement importante à combler, et dont la dis-
parition contribuerait puissamment a augmenter ces sen-
timents d'obéissance et de respect que le soldat doit avoir
pour ses chefs.

Toutes ces conférences traitent de questions purement
militaires. On cherche, avec raison du reste, à faire à l'ennemi le plus de mal possible, mais malheureusement on ne
songe nullement a atténuer celui qu'il peut faire. Il faut
bien convenir cependant, que de grandes batailles ne se

livrent pas sans de grandes pertes , et qu'après une action
sanglante , alors que les devoirs patriotiques ont été rem-
plis , les devoirs humanitaires reprennent leurs droits , et
que chacun , dans la mesure de ses moyens, doit venir en
aide à ses compagnons d'armes et même à ses ennemis
frappés pendant l'action.

L'an dernier, j'ai lu dans la revue des Deux-Mondes (mois
de Décembre), un article très-intéressant de M. Laboulaye
sur la médecine militaire en campagne. Dans cet article
il est prouvé d'une façon péremptoire que dans une campagne les soldats qui exposent leur vie pour le service de
la France, ne sont pas entourés de tous les soins auxquels
ils auraient tant de droits , lorsque malades ou blessés ils
entrent dans les ambulances de l'Armée. Ce manque de
soins résulte , selon l'auteur , de l'insuffisance numérique
du corps médical dont il loue avec justice le dévouement
et les capacités , et de l'assujettissement de ce corps à l'intendance militaire , qui , sous prétexte qu'elle est l'administration la plus prévoyante et la plus éclairée des armées
européennes , n'accorde très-souvent aux ambulances que
des ressources insuffisantes en vivres , literie et médicaments, choisit à son gré et quelquefois d'une façon plus ou
moins intelligente l'emplacement des hôpitaux et ambulances, et paralyse l'action des médecins entièrement sou-
mis à sa domination.

Telle est la solution de l'article de M. Laboulaye qui ne
se dit pas plus médecin que moi , mais qui de plus que
moi est un homme dont la voix devrait être écoutée. Évi-
demment il est à souhaiter l'introduction de bien des réformes dans l'organisation du service médical , mais cela
n'empêcherait pas que dans beaucoup de circonstances les
médecins ne puissent suffirent à la tâche qui leur incombe.

Il faut bien espérer qu'un jour, dans l'intérêt du soldat, le corps médical sera enlevé à la tutelle de l'intendance, mais en attendant cette solution, et même après cette solution, il est bon que chacun puisse venir en aide au corps de santé, qui a un moment donné, c'est-à-dire à la suite d'une bataille ou pendant une épidémie, malgré tout son zèle, est numériquement insuffisant pour donner à chaque soldat blessé ou malade les soins dont il aurait besoin.

C'est pour obvier à cette insuffisance que je fais ce petit travail qui n'a nullement la prétention d'être à la hauteur littéraire de celui de M. Laboulaye et qui est uniquement basé sur les observations que chacun de nous a pu faire pendant les dernières campagnes et surtout pendant celle du Mexique.

Dans un corps d'armée en campagne il y a presque toujours deux maladies, dont le dénouement est trop souvent funeste, qui résultent d'une grande agglomération d'hommes sur un même point et des influences du climat ; le scorbut et le typhus, quand le choléra, la dyssenterie ou la fièvre intermittente ne s'y joignent pas. Lorsque ces maladies se déclarent, nos médecins sont-ils en nombre suffisant ? Hélas non !

Quand, par suite du perfectionnement des armes aujourd'hui en usage dans toutes les nations européennes on aura quinze a vingt mille blessés à panser et à soigner le lendemain d'une bataille, le nombre des médecins sera-t-il suffisant ? Non encore ! Et bien des malheureux qui eussent été soulagés et souvent sauvés par un premier pansement, attendront trois ou quatre jours, si ce n'est plus, (cela s'est vu souvent) avant d'avoir les soins d'un médecin, et quelques-uns succomberont, le mal étant devenu incu-

rable par suite d'accidents qui auront surgi faute de premiers soins donnés en temps opportun. Avant d'en arriver
aux moyens que je propose pour soulager nos soldats malades ou blessés en campagne et aider un peu les médecins
militaires dans l'accomplissement de leur tâche , je citerai
deux observations de l'article que j'ai cité, qui démontrent
clairement l'insuffisance de notre organisation médicale.
J'y joindrai les quelques observations que j'ai pu faire pendant la Campagne du Mexique et qui prouveront que dans
une campagne (je n'envisage la question qu'à ce point de
vue) beaucoup de soldats meurent faute de soins les plus
élémentaires.

« A Magenta , chaque médecin d'ambulance avait en
moyenne 175 hommes à soigner , à Solférino 500, ce qui ,
en supposant qu'un chirurgien soit capable de travailler
vingt heures de suite donne trois minutes par blessé. »

« A Solférino l'intendant en chef organisa des ambulances volantes composées de mulets à cacolets , auxquels
on joignit des caissons du train qui furent dirigés sur les
points ou l'action était engagée , pour relever les blessés et
les porter aux ambulances. Il en fut ainsi amené 10.212 du
25 au 30 Juin ; mais un petit nombre pendant les journées
des 29 et 30. »

« Dans ce simple récit songe-t-on à ce qu'il y a de souffrances accumulées et de souffrances inutiles ? Se figure-
t-on le désespoir d'un malheureux qui meurt sans secours?
Y a-t-il rien de plus poignant que la misère du soldat blessé
a qui on fait attendre trois ou quatre jours les soins qui ,
donnés en temps opportun, lui auraient conservé un mem-
bre et souvent même sauvé la vie ? La cause principale de
toutes ces souffrances, c'est le défaut de médecins. »

Ainsi s'exprime M. Laboulaye : et à ce tableau si saisissant , j'ajouterai : combien de ces malheureux eussent été soulagés et quelques-uns même sauvés , si dans chaque compagnie ou escadron , *sans jamais abandonner le poste de combat,* mais en profitant d'un moment de répit comme il y en a toujours , même dans les actions les plus meurtrières , on eut pu faire , le jour même , un premier pansement à leurs blessures. Ce serait pourtant chose facile , si chacun de nous avait les connaissances nécessaires pour faire ce pansement , et si chaque soldat en campagne était pourvu des objets indispensables pour le faire , ce qui ne constituerait pas pour lui un grand surcroit de bagages.

J'ai souligné « sans jamais abandonner le poste de combat » parce que dans un engagement il arrive malheureusement beaucoup trop souvent que lorsqu'un homme est blessé , un ami charitable et même deux ou trois s'emparent de lui sous prétexte de l'accompagner à l'ambulance , et quittent le champ de bataille pour n'y plus reparaître. Il est excessivement important de faire disparaître cette catégorie de *lâcheurs.*

Arriver à pouvoir donner des premiers soins , tel est le but unique poursuivi dans ce petit travail. Il ne peut être question ici ni de science ni de littérature. Le bagage de connaissances médicales d'un caporal d'infirmerie suffit complètement aux exigences d'un premier pansement ; il suffit pour nous guider dans les services immédiats que chacun de nous est si souvent appelé à rendre en campagne à de malheureux blessés.

Les deux exemples cités plus haut ne sont pas les seuls que je puisse invoquer à l'appui de ma thèse. On n'aurait qu'à consulter la statistique des hôpitaux , et elle prouve-

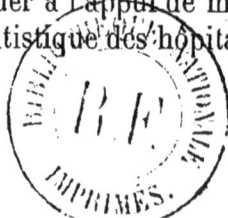

rait.que tout comme en Italie, le corps médical a été insuffisant en Crimée et au Mexique.

Nous n'avons pour toute l'armée française que 1147 médecins, alors que la Prusse pendant la campagne de 1866 a fait accompagner son armée par 1953 médecins, ce qui n'a pas empêché qu'après Sadowa des blessés ont attendu trois jours leur tour de pansement.

On a vraiment le cœur serré en lisant les lettres que M. Michel Lévy, médecin inspecteur, adressait au conseil de santé pendant la guerre de Crimée et les rapports du docteur Chenu sur la Campagne d'Italie. Ces lettres et ces rapports prouvent d'une manière très-éloquente que pendant ces campagnes le corps médical était dans l'impossibilité de soigner tous nos malades. Ils attribuent le manque de soins dont nos soldats étaient victimes à l'incurie de l'administration et à l'insuffisance numérique du corps de santé qui à un moment donné est appelé à remplir une tâche au-dessus des forces humaines.

Tout en partageant leur avis je ferai remarquer qu'on eut pu suppléer un peu à cette insuffisance et seconder nos médecins d'une manière très-efficace, si, dans chaque régiment, grâce aux connaissances acquises par les officiers de compagnies, en hygiène et en petite chirurgie, on eut soigné dans les corps les hommes blessés légèrement et qui néanmoins allaient encombrer les hôpitaux où ils empêchaient les médecins de donner leurs soins à des blessures ou des maladies beaucoup plus graves, et où souvent aussi ils contractaient le germe de maladies sérieuses résultant de la trop grande agglomération de malades dans un même lieu.

Car, même dans les ambulances volantes, lorsqu'elles

sont encombrées de blessés , les irradiations malfaisantes se produisent rapidement, surtout si les tentes sont un peu rapprochées. Les hommes blessés légèrement doivent ressentir comme les autres les effets malsains de cet atmosphère vicié par toute espèce d'émanations. Leur moral s'affecte bien vite dans un semblable séjour où ils n'ont pour reposer leur vue que les plaies souvent horribles de leurs camarades et où ils n'entendent que les gémissements des blessés ou le râle des mourants , alors que les lazzis et les petits soins de leurs camarades de l'escouade leur feraient tant de bien.

Au Mexique , où , dans les derniers temps surtout , on opérait fréquemment par petites colonnes de deux ou trois compagnies , le plus souvent sans médecin , les médecins de régiments étant toujours avec l'Etat major et ceux des hôpitaux ne pouvant abandonner les intendants , nous avons vu ces petites colonnes privées des médicaments les plus indispensables, promener avec elles pendant plusieurs jours des malades et des blessés, sans qu'on puisse apporter aucun soulagement à la souffrance de ces malheureux qu'on transportait comme on pouvait sur des mulets sans cacolets, ou dans des véhicules du pays,et quels véhicules? Et cela sous un soleil brûlant ou par des pluies diluviennes contre lesquelles on ne pouvait pas toujours les abriter.

Ces cas là se sont fréquemment présentés pendant cette longue campagne de marches et de contre-marches où les compagnies du 95e de Ligne ont fait 2600 lieues en tous sens dans un pays presque désert et le plus souvent par toutes petites colonnes.

Quelquefois par des marches forcées ces colonnes cherchaient à surprendre un ennemi toujours fuyant devant elles , et si l'administration , ce dont il faut lui rendre justice ne les laissait pas manquer de vivres , par contre elle ne leur accordait ni médecin ni même de médicament.

Les soldats n'avaient pas même un chiffon de toile pour panser les plaies que leurs faisaient les souliers du magasin de campement , chaussures qui le plus souvent étaient ou trop petites ou trop grandes , les pointures moyennes faisaient presque toujours défaut.

Pendant un certain temps j'ai fait partie de la compagnie franche du régiment et bien qu'appelé à opérer isolément cette compagnie forte de 120 hommes et à laquelle on adjoignait parfois un peloton de cavalerie n'avait pas de médecin , mais seulement quelques médicaments dont personne ne savait se servir. Le capitaine qui se piquait d'être moins ignorant que ses subordonnés , alors qu'il n'en savait pas plus qu'eux , c'est-à-dire absolument rien, administrait ses remèdes à tort et à travers, et si par ce fait nous n'avons perdu personne , il ne faut l'attribuer qu'à la solide constitution de nos hommes.

Quelque grand qu'ait été le dévouement des docteurs Hermann et Fuzier et de beaucoup de leurs confrères pendant cette campagne, ces Messieurs ne pouvaient être partout à la fois et beaucoup d'hommes sont allé augmenter le nombre des soldats morts faute de soins.

Je ne connais pas l'Algérie , mais je suis persuadé qu'il y existe beaucoup de petits postes occupés par une ou deux compagnies et qui n'ont pas de médecins. Ces postes sont sans doute pourvus de quelques médicaments , mais je doute que le commandant de détachement qui, selon toute probabilité se charge du soin de ses malades , ait les connaissances nécessaires pour bien employer ces médicaments.

Les blessures reçues sur le champ de bataille ou les blessures accidentelles ne représentent pas les seuls cas dans lesquels on puisse venir en aide aux médecins militaires.

Lorsque dans une armée le scorbut, le typhus ou le choléra se déclarent, le plus souvent par manque de précautions hygiéniques, soit par la faute du commandement ou de l'administration, soit parce que les notions les plus simples d'hygiène sont totalement inconnues dans les régiments, nos médecins sont bien loin de pouvoir suffire à tous les besoins de leur service, d'autant plus qu'au bout d'un certain temps beaucoup ont succombé victimes de leur dévouement. Exemple : la Crimée qui nous a coûté 82 médecins sur 450 et dont 58 sont morts du typhus au lit de leurs malades. Ces maladies sont, je crois, d'un diagnostic facile et s'il n'est pas possible, ni même prudent de conserver dans les régiments ceux qui en sont atteints, on devrait du moins dès que le mal se déclare pouvoir leur donner les premiers soins qui quelquefois atténuent la force du mal, et cela en attendant l'arrivée du médecin souvent fort occupé auprès d'autres malades.

Il est donc important de donner à tous les militaires, mais surtout au cadres, quelques notions d'hygiène. D'autant plus qu'il existe parmi les soldats beaucoup de préjugés ou de superstitions rapportées du village et dont les blessés ou les malades sont trop souvent victimes.

Je suis bien persuadé que la sollicitude ignorante des camarades produit plus souvent de mauvais que de bons résultats. Il faut donc tâcher d'incruster dans l'esprit de tous quelques notions qui pourront ne pas toujours être employées avec beaucoup de discernement mais qui au moins ne produiront jamais un effet nuisible.

La triste expérience que la France a pu faire pendant toutes les campagnes qu'elle a entreprise, aurait dû depuis longtemps décider le gouvernement à introduire beaucoup de réformes dans le service médical de l'armée et il faut bien espérer qu'il finira par s'y décider, malgré les oppositions administratives et budgétaires; mais en attendant, et comme je le disais, même après ces réformes, par devoir et par humanité il est urgent de rechercher les moyens de suppléer à l'insuffisance des médecins pendant une campagne.

Les moyens indiqués ci-dessous me paraissent devoir remplir ce but :

1° Faire faire chaque année par les médecins des corps quelques conférences aux officiers de compagnie, sur l'hygiène élémentaire, l'anatomie et la petite chirurgie.

2° Faire apprendre aux sous-officiers et caporaux et laisser entre leurs mains un tout petit opuscule sous forme de questionnaire et d'où les termes scientifiques seraient exclus, indiquant la manière de faire un pansement pour les différentes blessures par armes à feu ou par armes blanches, ainsi que pour les plaies accidentelles et les contusions. Donnant quelques notions sur les soins nécessaires pour arrêter une hémorragie, faire disparaître une syncope, sur les différents cas d'asphyxie, etc..

3° Munir tous les soldats entrant en campagne d'un bandage, d'une compresse et d'un bourdonnet de charpie, comme cela se pratique dans plusieurs armées européennes : objets indispensables qui permettent l'application immédiate d'un premier appareil dans des circonstances où ces objets font très-souvent défaut.

Ces moyens sont bien insuffisants sans doute pour remédier complètement au manque de médecins pendant une campagne, mais en outre qu'ils élèveraient un peu le niveau intellectuel de l'armée, je suis persuadé que leur mise en pratique rendrait de très-grands services à l'armée en général et aux Médecins militaires en particulier.

Paris, le 20 Juin 1870.

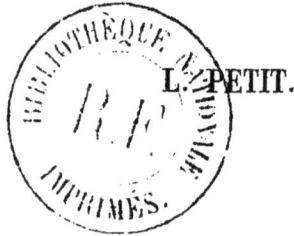

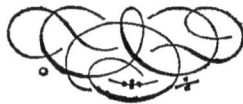

L. PETIT.

www.ingramcontent.com/pod-product-compliance
Lightning Source LLC
Chambersburg PA
CBHW050457210326
41520CB00019B/6246